Asma Korbi

Incontinência urinária

Asma Korbi

Incontinência urinária

ScienciaScripts

Imprint

Any brand names and product names mentioned in this book are subject to trademark, brand or patent protection and are trademarks or registered trademarks of their respective holders. The use of brand names, product names, common names, trade names, product descriptions etc. even without a particular marking in this work is in no way to be construed to mean that such names may be regarded as unrestricted in respect of trademark and brand protection legislation and could thus be used by anyone.

Cover image: www.ingimage.com

This book is a translation from the original published under ISBN 978-620-6-72442-1.

Publisher:
Sciencia Scripts
is a trademark of
Dodo Books Indian Ocean Ltd. and OmniScriptum S.R.L publishing group

120 High Road, East Finchley, London, N2 9ED, United Kingdom
Str. Armeneasca 28/1, office 1, Chisinau MD-2012, Republic of Moldova, Europe
Printed at: see last page
ISBN: 978-620-8-16294-8

INCONTINÊNCIA URINÁRIA PÓS-PARTO

INTRODUÇÃO

Em um ambiente onde fertilidade é alto, maternal saúde é uma questão de saúde pública particularmente importante preocupação . A prevalência de incontinência urinária associada com gravidez em situação desfavorecida ambientes não foi suficientemente estudado até o momento. Informações sobre este assunto é limitado a dados epidemiológicos de pesquisas realizado em países desenvolvidos , onde Prevalência As estimativas variam de 6% a 29%. Pélvica disfunção muscular do assoalho poderia ser associado com trauma nesses músculos em mulheres que experimentaram trabalho de parto prolongado e difícil e expulsão.

Não há razão para acreditar que a prevalência de incontinência após parto é menor em áreas desfavorecidas do que em países desenvolvidos . Na verdade , quanto menor que condições ideais de parto e nascimento e as limitações acesso a serviços de saúde prevalente em populações desfavorecidas ambientes poderia na verdade aumenta o risco de trauma na pelve músculos do assoalho .

Há uma série de intervenções disponíveis para prevenir e tratar incontinência urinária , incluindo medicamento , médico dispositivos e cirurgia . No entanto , o fortalecimento dos músculos do assoalho pélvico (RMPP) - que envolve exercitar os músculos envolvidos na passagem da urina (particularmente os músculos pélvicos músculos do assoalho) - poderia ser a intervenção mais fácil de implementar em situações desfavorecidas ambientes como ele não requer específico equipamento , adicional infraestrutura de saúde ou outra caro recursos.

Não invasivo, fácil de aprender e praticável quase em qualquer lugar e a qualquer hora, o RMPP tem se apresentado como uma intervenção adequada e aceitável para gestantes mulheres e mulheres que deram nascimento e provavelmente serão amamentação . A parteira é um contato chave para mulheres durante gravidez , parto e período pós-natal . Ela é qualificado para fornecer informações adequadas , claras e concisas sobre diversos tópicos, como distúrbios perineais e esfincterianos e a necessidade de sessões de reeducação perineal .

Ela é particularmente bem qualificada para fornecer informações às mulheres , como ela ela mesma pode realizar pélvica reeducação do piso . No entanto , embora as atitudes tenham mudado ao longo dos anos , estas os assuntos ainda são raramente discutido espontaneamente pelos pacientes e tabus persistir .

MATERIAIS E MÉTODO

Foram aplicados dois questionários retirou acima: o questionário para mulheres e o questionário para homens. Este é um estudo prospectivo de mulheres que deu à luz no Hospital AZIZA OTHEMENA, Obstetrícia e Ginecologia Departamento , entre 10 de fevereiro de 2014 e 10 de março de 2014.

Critérios de inclusão e exclusão :

Todas as mulheres eram incluído no estudo :

Quem tive dado parto vaginal ou cesárea durante o estudo período . Todas as mulheres eram excluído do estudo :

Quem tem um urológico patologia recusando- se a participar do estudo

Coleta e entrada de dados :

Os dados eram coletado utilizando questionários elaborados para mulheres (Anexo 1). Esta ferramenta era estruturado em várias seções em relação aos objetivos do presente estudar .

Os módulos consistiram em :

Sociodemográfico perfil ;

Estado civil , família e profissão; Anterior história

O nascimento processo

Urinário vazamento depois parto

Avaliando conhecimento do períneo reabilitação e sua benefícios .

As mulheres eram contatado por telefone após um mês de contato inicial para completar a parte final do questionário.

Questionário da parteira :

Este é um estudo conduzido entre parteiras no hospitais , planejamentos e dispensários nas regiões de Tunis e Nabeul de 1 de março de 2018 a 20 de março de 2018. Os dados foram coletado usando questionários desenvolvidos para parteiras (Apêndice 2). O questionário é composto por diversas seções relacionadas ao objetivo do estudo .

Ético Considerações

Participação no estudo era voluntário ; todos aqueles recrutado estavam livres para aceitar ou recusar participar do estudo . Os objetivos e procedimentos do estudo eram claramente explicado aos participantes assim que eles poderia dar consentimento livre e informado . Cada participante foi tranquilizados quanto à confidencialidade das informações obtidas durante o estudo e os resultados . Os questionários foram anônimo ; sem nomes eram solicitado .

O objetivo do nosso trabalhar :

O objetivo do nosso trabalhar é : estudar a frequência da incontinência urinária de esforço no período pós-parto

Avaliar conhecimento das parteiras sobre como lidar com isso doença.

Estatístico estudar :

Nós entrou nossos dados dos questionários em um arquivo Excel. Nós comparou os meios usando um teste qui^2 com significância nível de 0,05.

RESULTADOS

Resultados do questionário das mulheres : 70 mulheres quem deu a luz entre 10 de fevereiro de 2014 e 10 de março de 2014.

I. Epidemiológico estudos :

1. Idade

√ Nossa série incluiu 1% de mulheres envelhecido menores de 20 anos, 53% das mulheres envelhecido entre 20 e 30 e 46% das mulheres com idade superior a 30 anos (Figura 1).

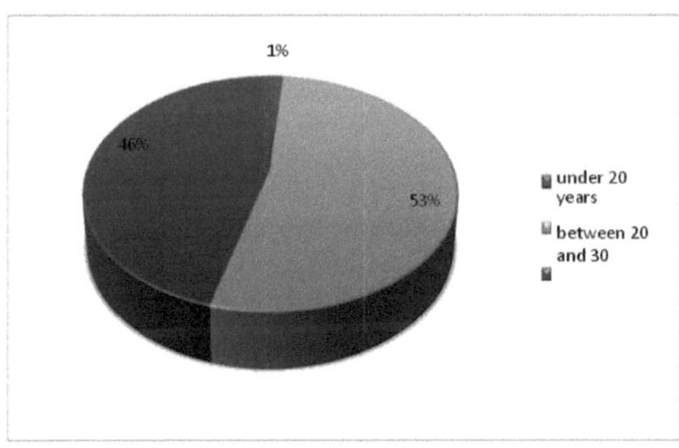

Figura 1: Distribuição etária .

2. Nível de estudo

√ A população estudada é composta por 12% de analfabetos mulheres , 34% das mulheres com primário educação , 40% das mulheres com secundário educação e 14% das mulheres com mais alto educação (Figura 2).

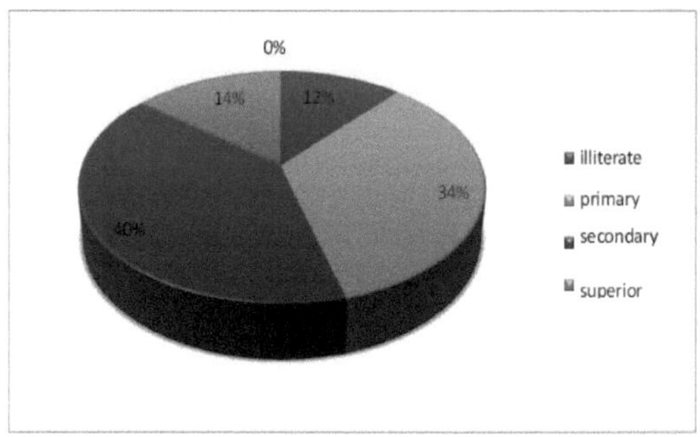

Figura 2: Distribuição por nível de escolaridade .

3. Profissão

✓ A maioria dos entrevistados no questionário foi donas de casa (Figura 3).

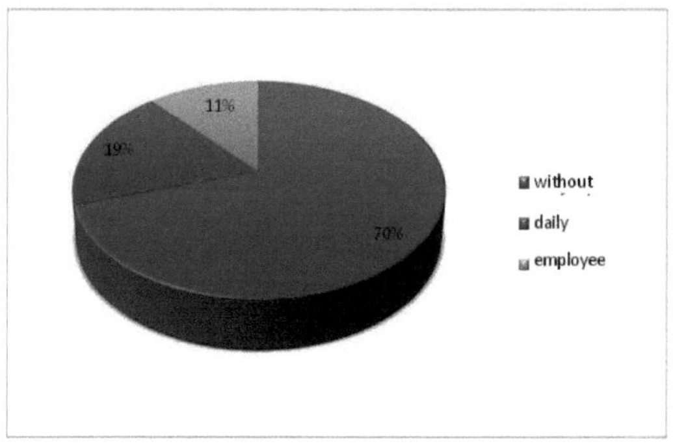

Figura 3: Distribuição por categoria socioprofissional categoria .

II. Estudo de fundo

1. Paridade

✓ 40% da amostra eram primípara mulheres , 36% eram mulheres de segundo e

24% eram mulheres de terceiro ou mais pais (figura 4).

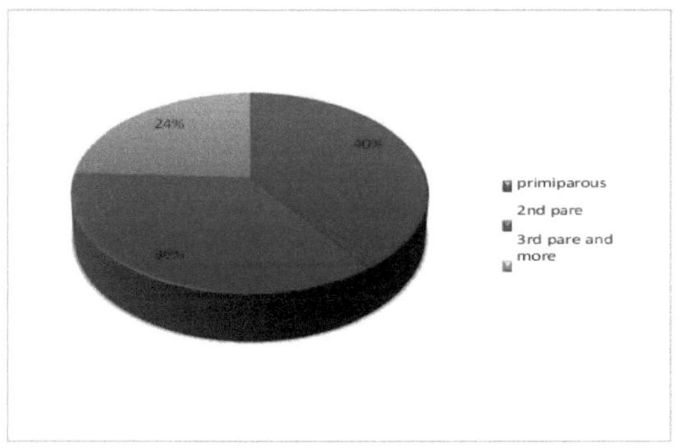

Figura 4: repartição por paridade .

2. Gravidez

a. Ganho de peso durante gravidez :

✓ 56% das mulheres afirmou que deles ganho de peso durante gravidez era

menos mais de 10 kg, ganho de 30% entre 10 e 15kg e 14% ganharam mais de

15kg (Figura 5).

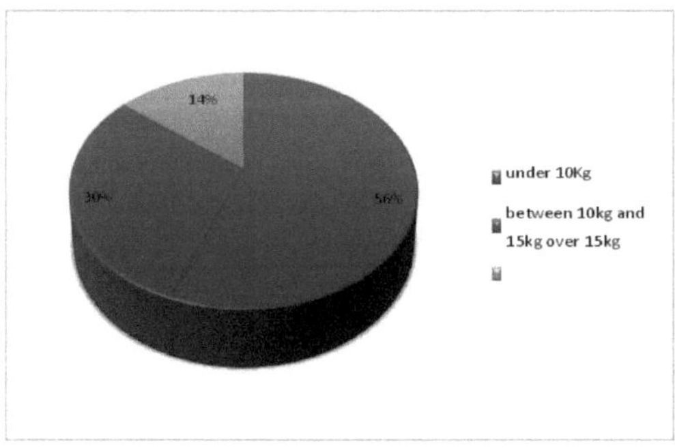

Figura 5: repartição por peso ganho .

b. Urinário vazamento durante gravidez

✓ 63% das mulheres disse eles tive vazamento de urina experimentado durante gravidez , enquanto 37% disseram eles não tinha (Figura 6).

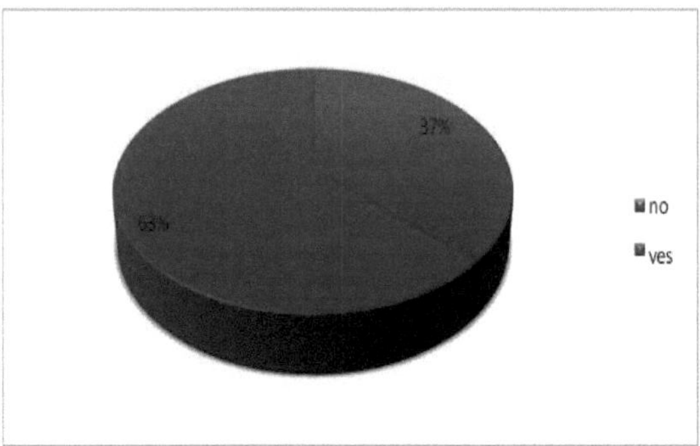

Figura 6: Incontinência urinária durante gravidez .

► Se sim

✓ Das mulheres Quem vazou urina durante gravidez , ½ vazou na tosse , ¼ vazou durante esforço físico e ¼ vazou sem esforço físico (Figura 7).

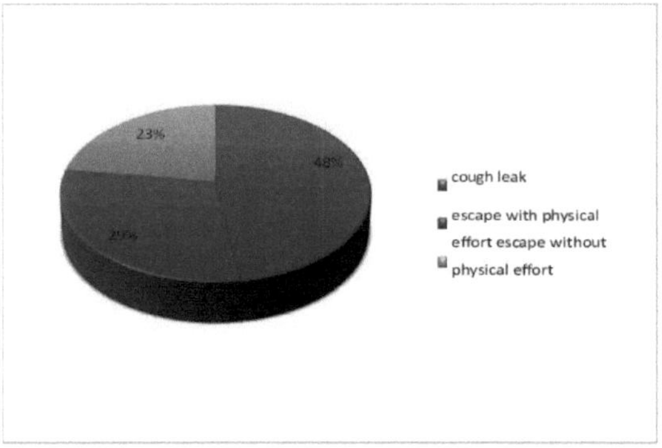

Figura 7: Tipos de urina incontinência .

c. Preparação para o parto

✓ 17% dos participantes do estudo tive assistiu a um parto curso de preparação , enquanto 83% tinham nunca assistiu a um parto curso de preparação (Figura 8).

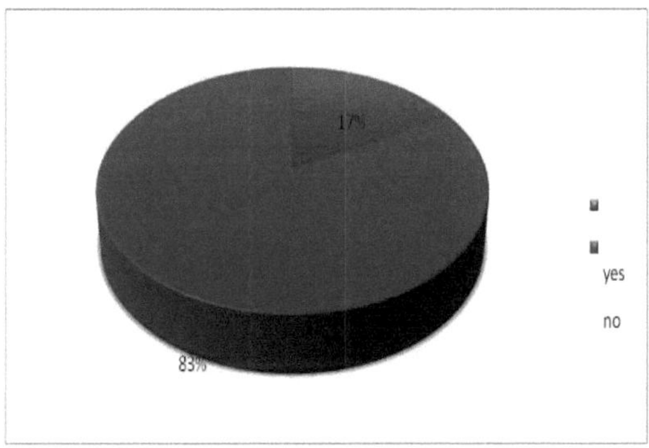

Figura 8: Preparação para o parto .

II.Dando aniversário

1. Prazo de entrega

✓ 7% das mulheres deram à luz antes de 37 semanas de gestação e 93% das mulheres deram à luz a termo (Figura 9).

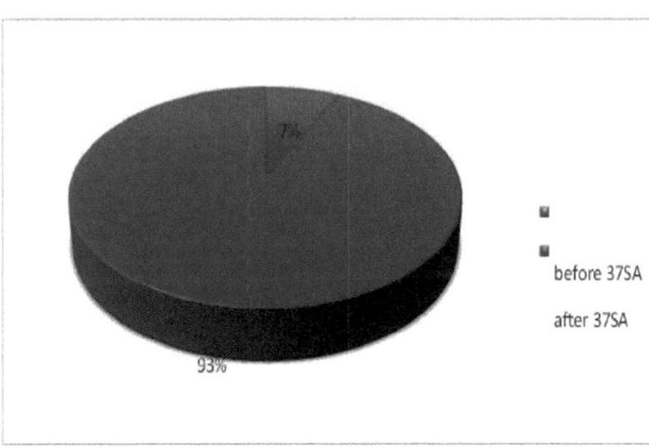

Figura 9: Distribuição por termo de entrega .

2. Método de entrega

√ 70% das entregas eram vaginais, das quais 10% eram auxiliados por fórceps,

e 30% foram cesáreas , das quais 10% foram programado e 20% emergencial

(figura 10).

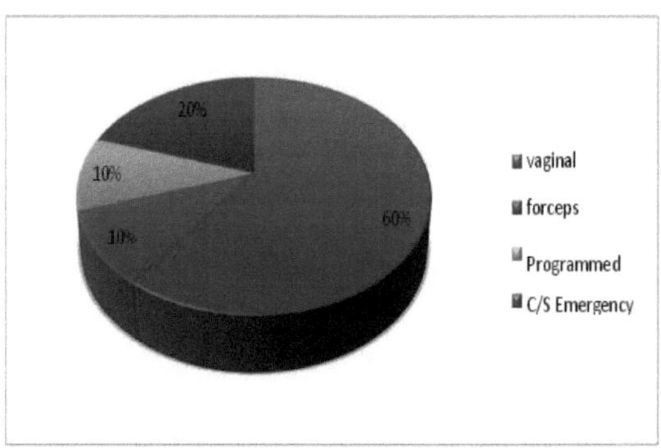

Figura 10: Distribuição por modo de entrega .

3. Bexiga de evacuação cateterismo :

√ Em mais de metade dos partos uma bexiga cateterismo era realizadas e 36%

das entregas eram realizado sem bexiga cateterismo (Figura 11).

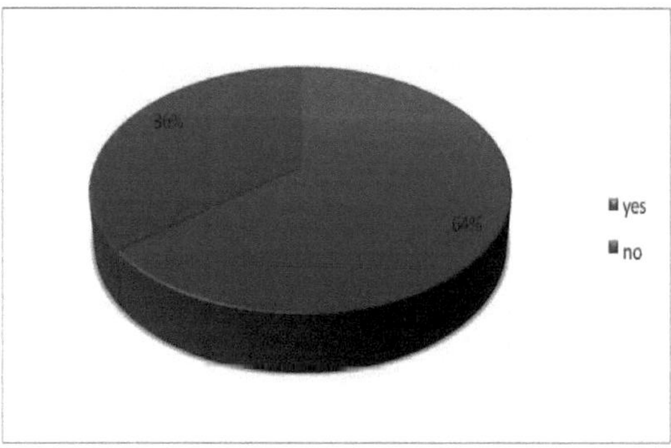

Figura 11: Uso da bexiga evacuação cateterismo .

4. Lesões do períneo

✓ 30% dos pacientes não apresentaram lesão no períneo , 3% apresentaram
ruptura simples , nenhum paciente apresentou ruptura completa ruptura e 67%
tiveram episiotomia (Figura 12) .

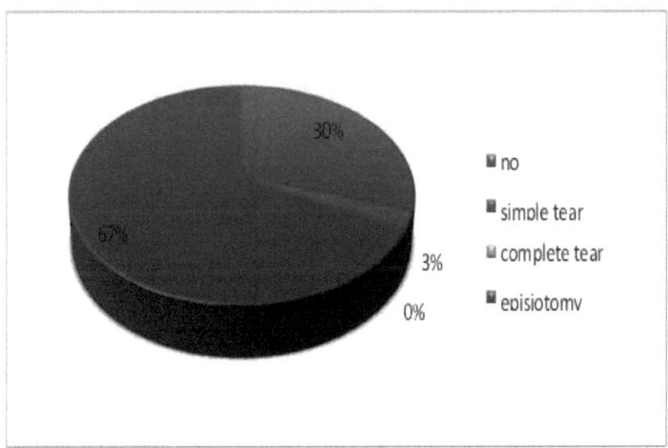

Figura 12: Distribuição das lesões no períneo .

5. Recém-nascido peso

✓ Apenas 19% dos recém-nascidos teve um parto peso superior a 3,7 kg (Figura
13).

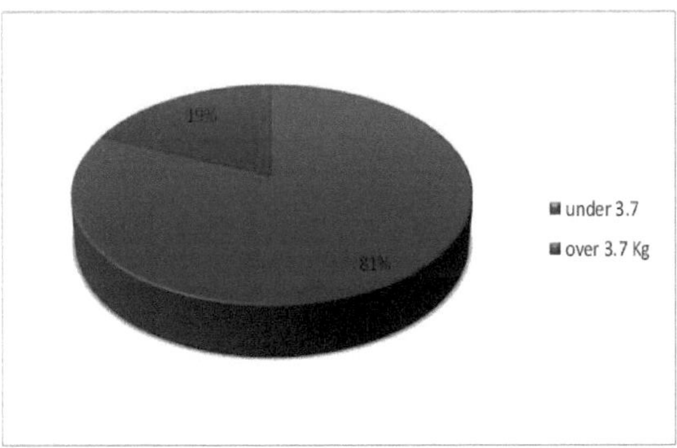

Figura 13: Distribuição por recém-nascido peso .

6. Expressão abdominal

✓ Em metade de todos os partos vaginais , a expressão abdominal foi realizada

(Figura 14).

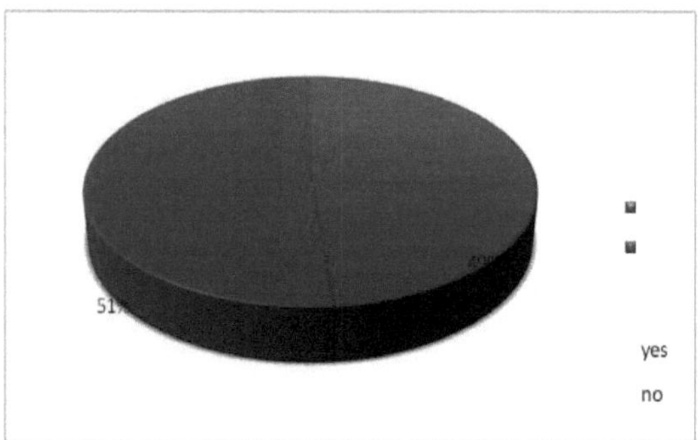

Figura 14: Distribuição segundo para expressão abdominal .

7. Conhecimento do períneo reabilitação

✓ Apenas 11% das mulheres tive ouviu falar de reeducação perineal , 4% dos

quais tive ouviu falar disso benefícios e 7% dos pacientes que tive ouvi falar ,

mas não tinha nada específico ideia de sua benefícios (figura 15).

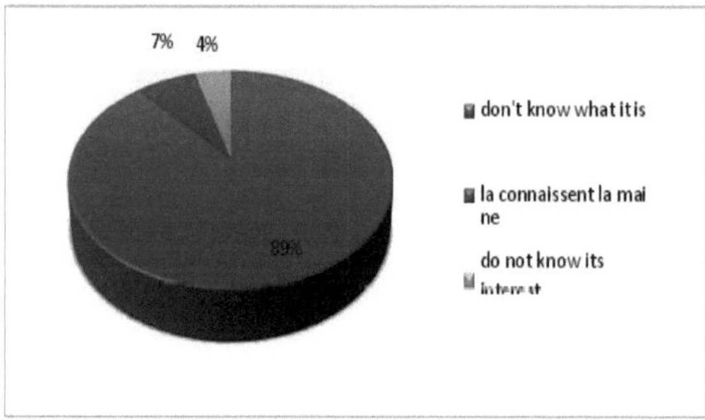

Figura 15: Distribuição segundo conhecimento da doença aperineal reabilitação .

► Recursos de informação

✓ A única meios de informar mulheres sobre perineal reeducação tem

foi a mídia (figura 16).

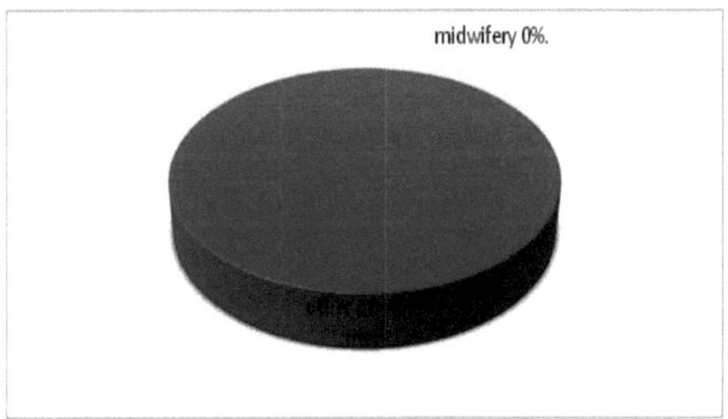

Figura 16: Recursos de informação .

III. Resultados do 2º **dia** parte do questionário :

1. Urinário vazamento depois de um mês parto (pós-parto)

✓ Após um mês , apenas 19% das mulheres experiente incontinência

esforço urinário (figura 17).

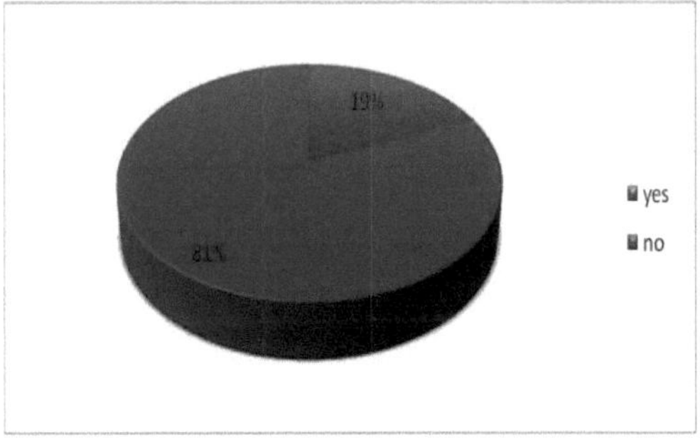

Figura 17: Reavaliação de incontinência urinária 1 mês depois parto .

► Se sim

✓ 69% das mulheres Quem relataram incontinência urinária pós -parto perda de urina induzida por tosse , 16% tiveram perda de urina induzida por esforço físico e 15% tiveram perda de urina sem esforço físico (figura 18).

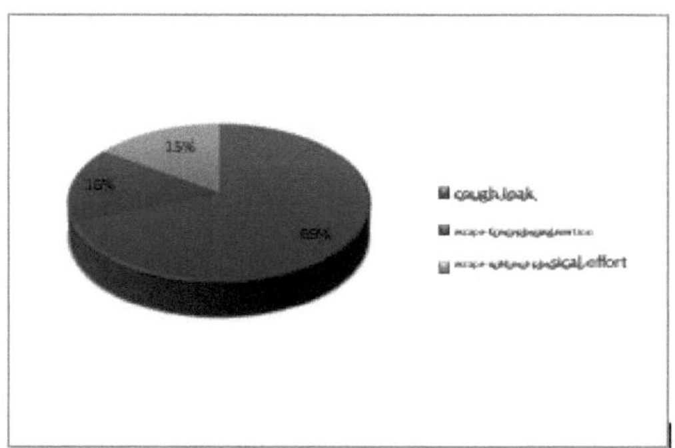

Figura 18: Tipo de urina incontinência .

2. Planejando passar por perineal reabilitação

► Saudável mulheres

✓ 7% de saudáveis espera-se que as mulheres sejam submetidas reeducação perineal (figura 19) .

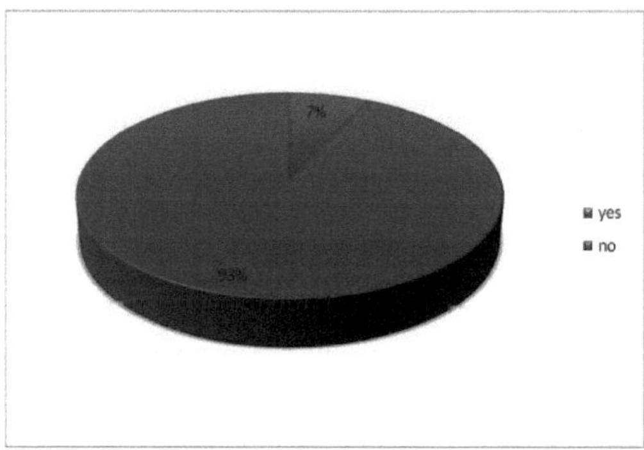

Figura 19: Plano a ser submetido perineal reabilitação para saudável mulheres .

► Para o pacientes tendo um incontinência um mês depois parto

√ ½ das mulheres Quem sofrido de incontinência urinária pós- parto queria

passar sessões de reeducação perineal (figura 20).

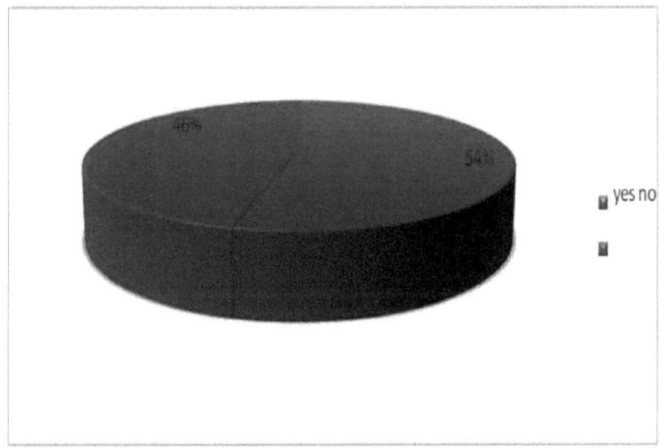

Figura 20: Plano a ser submetido perineal reabilitação para mulheres

incontinentes .

Resultados Parteira questionário: com 33 parteiras em hospitais ,

consultórios e dispensários nas regiões de Túnis e Nabeul de 1 [de] março de

2014 a 20 de março de 2014.

I. Epidemiológico estudos :

1. Idade :

√ Das parteiras pesquisados , 9% foram envelhecido entre 20 e 30, 23 foram

envelhecido entre 30 e 40, 24% eram envelhecido entre 40 e 50 e 39% eram com

mais de 50 anos (Figura 21).

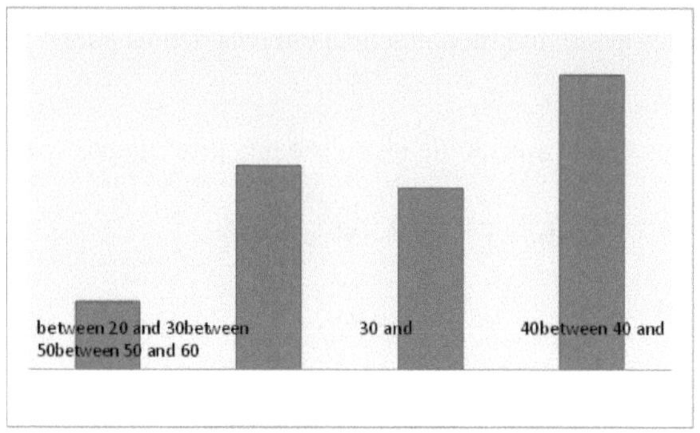

Figura 21: Distribuição etária das parteiras .

2. Locais de trabalho :

As parteiras Quem responderam às questões trabalhadas em diferentes posições (Figura 22).

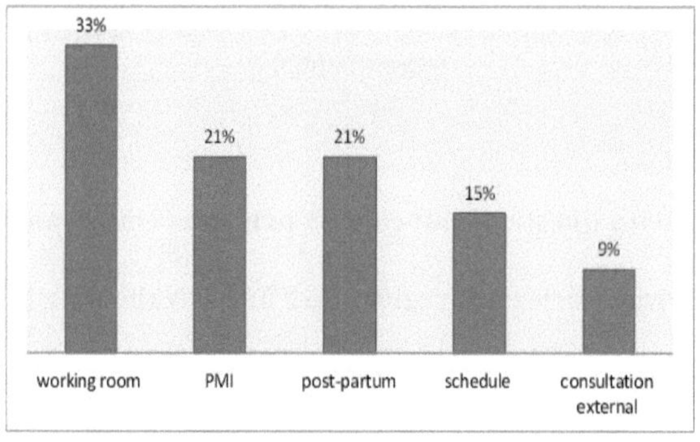

Figura 22: Distribuição por local de prática.

II. Conhecimento sobre incontinência urinária :

1. Entendimento incontinência urinária :

√ 79% das parteiras participando do estudo tive incontinência urinária pós-parto experimentada As parteiras Quem responderam às questões trabalhadas em diferentes posições (Figura 23).

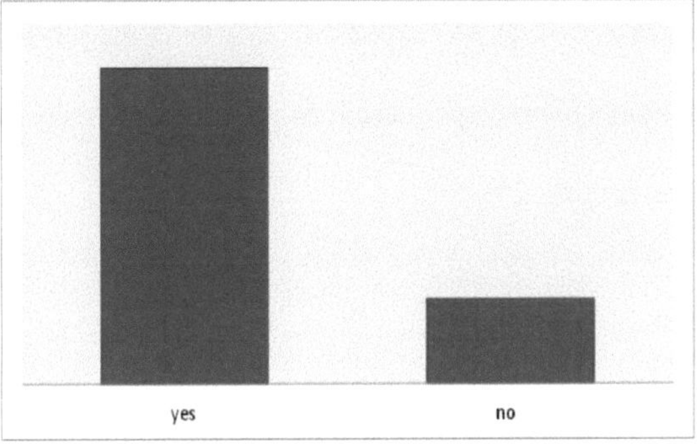

Figura 23: Distribuição segundo o conhecimento de urinário incontinência .

2. Conhecimento dos tipos de urina incontinência :

√ Apenas 46% das parteiras conhecia os tipos de incontinência urinária As

parteiras Quem responderam às perguntas trabalhando em diferentes posições

(Figura 24).

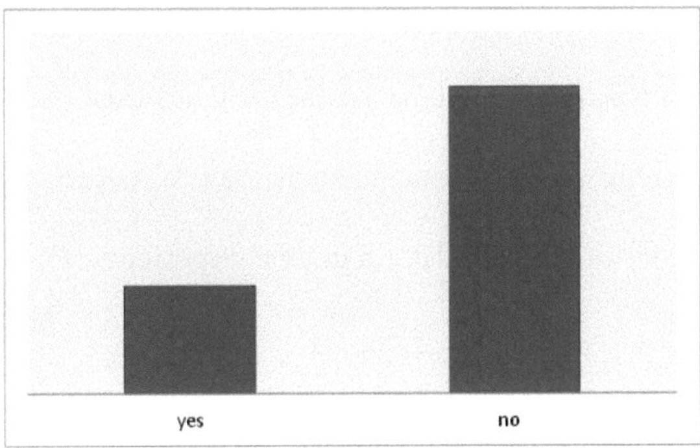

Figura 24: Distribuição segundo conhecimento dos tipos de incontinência .

3. Você pode fazer o rastreio da urina pós-parto? incontinência ?

✓ 73% das parteiras disse elas são capazes de rastrear a incontinência urinária

pós-parto As parteiras Quem responderam às perguntas trabalhando em

diferentes posições (Figura 25).

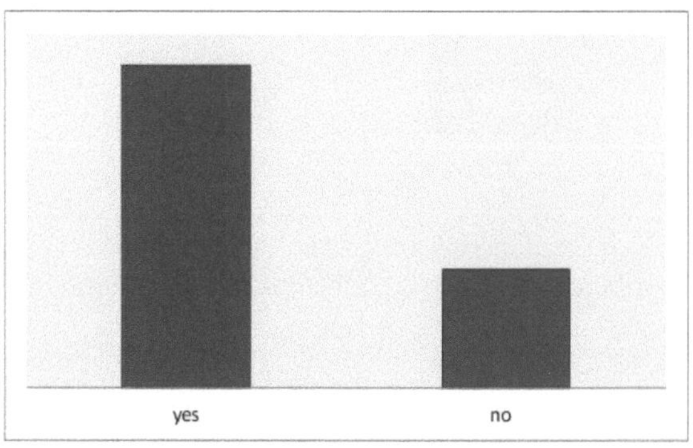

Figura 25: Urinário capacidade de triagem de incontinência .

4. Como fazemos isso ?

✓ Em 84% dos casos, as parteiras usado questionamento como forma de

triagem, dos quais 5% realizaram uma avaliação clínica exame e em 11% usado

questionamento e clínico exame como meio de triagem As parteiras Q u e m

responderam às questões trabalhadas em diferentes posições (Figura 26).

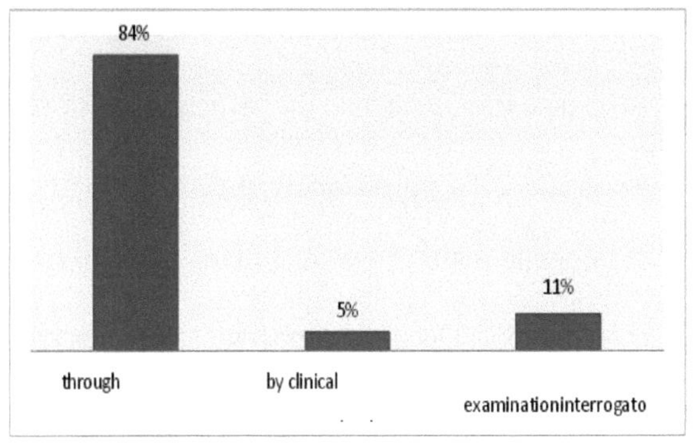

Figura 26: Métodos de triagem .

5. Triagem sistemática :

✓ 42% das parteiras realizaram rastreio sistemático da incontinência urinária As

parteiras Quem responderam às perguntas trabalhando em diferentes posições

(Figura 27).

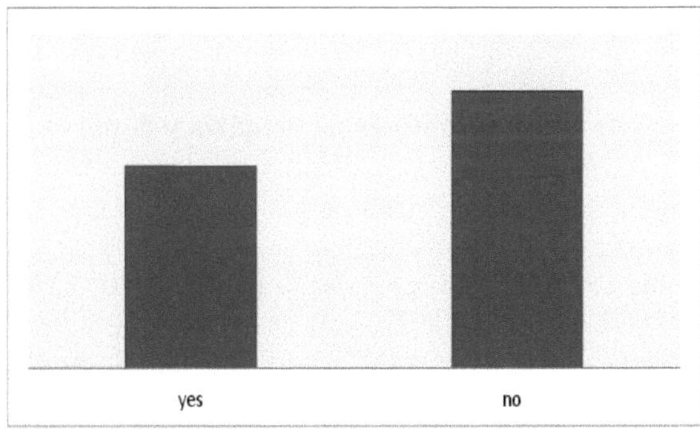

Figura 27: Sistemático triagem .

6. Quando é realizado o rastreio da incontinência urinária pós-parto fora?

✓   Segundo 15% das parteiras , o rastreio da incontinência urinária foi

feito : durante gravidez , 21% no pós-parto precoce , 18% durante o 8º ^{dia} consulta diária , 9% durante o 40º ^{dia} consulta diária e 36% não sabiam quando era o rastreio feito As parteiras Quem responderam às perguntas trabalhando em diferentes posições (Figura 28).

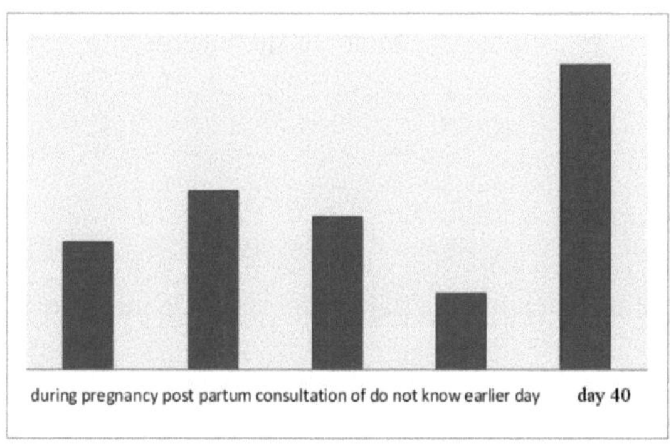

Figura 28: Data do rastreio de incontinência .

7. Preventivo medidas para incontinência urinária pós-parto :

✓ O mais comum preventivo medir usado por parteiras era evacuação cateterismo durante parto (55%) e preparação para o parto (12%). As parteiras Quem responderam às perguntas trabalhando em diferentes posições (Figura 29).

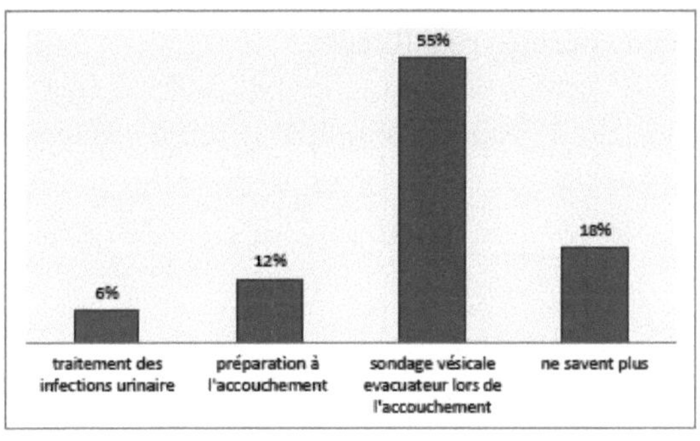

Figura 29: Preventivo medidas .

8. Conhecimento do tratamento de incontinência urinária :

✓ 70% das parteiras não eram mais familiares com tratamentos para

incontinência urinária , enquanto apenas 30% eram familiar com tratamentos As

parteiras Quem responderam às questões trabalhando em diferentes posições

(Figura 30).

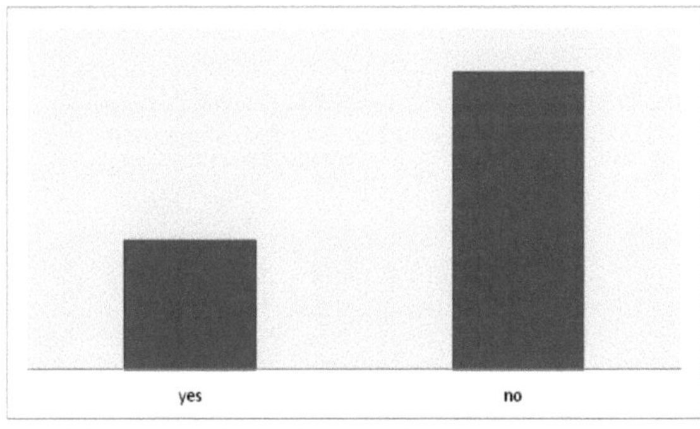

Figura 30: Distribuição segundo conhecimento sobre tratamento de incontinência

.

III. Conhecimento do períneo reabilitação :

✓ 52% dos participantes do estudo tive sofrido perineal reabilitação (Figura 31).

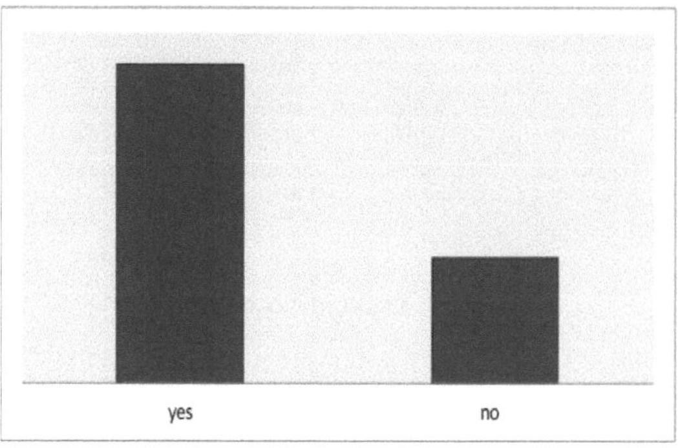

Figura 31: Conhecimento do períneo reabilitação .

1. Você pode fazer perineal reabilitação ?

✓ 24% das parteiras familiar com perineal reeducação foram capazes de praticar

perineal reeducação (Figura 32).

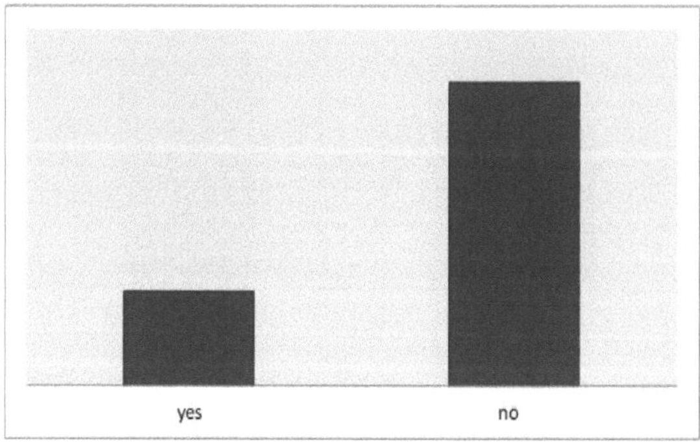

Figura 32: Conhecimento do períneo prática de reabilitação .

2. Você prescrever ou recomendar perineal reabilitação ?

✓ 59% das parteiras Quem eram familiar com perineal reabilitação aconselhado

mulheres a serem submetidas perineal sessões de reabilitação (Figura 33).

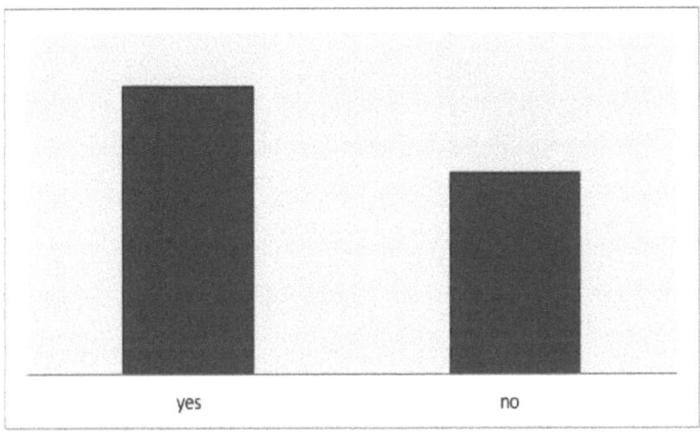

Figura 33: Prescrição para perineal reabilitação .

3. População alvo :

✓ O mais recomendado população alvo era mulheres com risco fatores (70%)

(Figura 34).

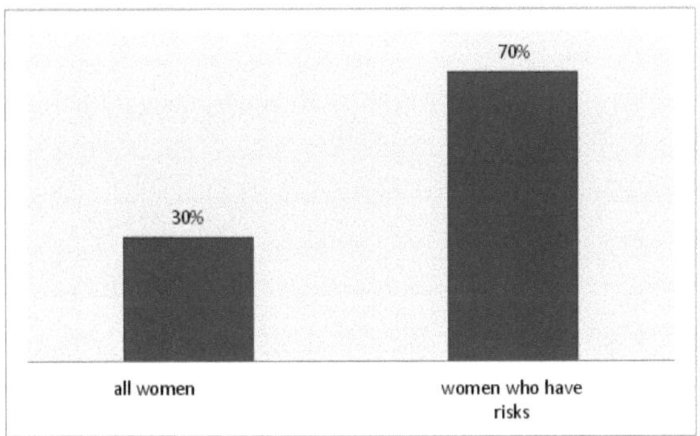

Figura 34: População encaminhada para cirurgia perineal reabilitação

4. Deve reeducação perineal ser incluído na parteira treinamento?

√ Todas as parteiras Quem respondeu aos questionários disse que perineal

reabilitação deve ser incluído no treinamento de obstetrícia (Figura 35).

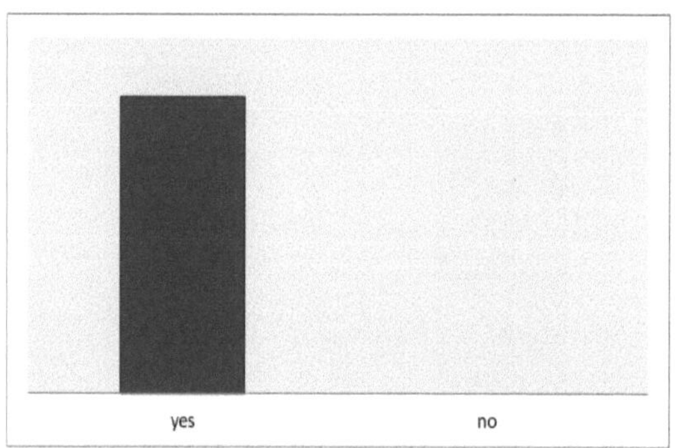

Figura 35: O desejo incluir perineal reabilitação na formação inicial de parteiras .

5. Seria você gostaria de fazer um curso sobre perineal reabilitação ?

√ As 33 parteiras Quem responderam aos questionários queriam receber

treinamento em perineal reabilitação (figura 36).

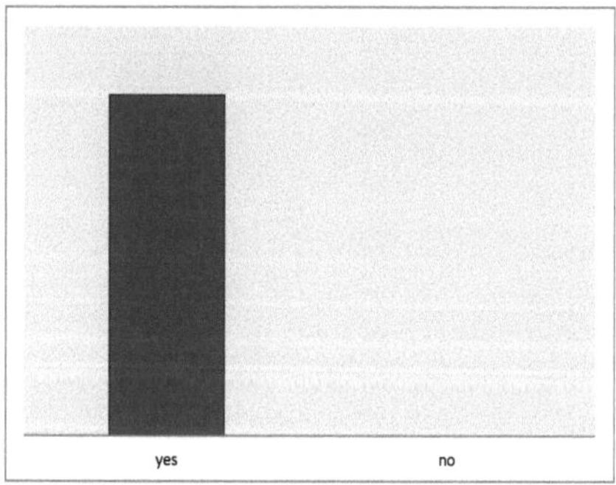

Figura 36: Desejo de seguir o períneo treinamento de reabilitação .

Resultados tabelas de comparação

Lista de abreviações :

- I^+: número de mulheres com incontinência urinária pós-parto

- I^-: número de mulheres Quem não apresentou incontinência pós -parto .

- NS: não significativo

- E: significativo

I. Paridade

Incontinência paridade	Eu+	EU-	significado
primípara	4	24	NS
Segundo pare	4	21	
Terceiro par	5	12	

$$X^2=1,77$$

I. Peso ganho

Incontinência ganho de peso	Eu+	EU-	significado
<10 kg	6	33	NS
entre 10 e 15 kg	3	18	
>15 kg	2	8	

$$X^2=0,175$$

II. Urinário vazamento durante gravidez

Incontinência Vazar durante gravidez	Eu +	EU-	significado
sim	11	33	S
não	2	24	

$$X^2=4,023$$

III. Preparação para o parto

Preparação para incontinência	Eu+	EU-	significado
sim	2	10	NS
não	11	47	

$$X^2=0,034$$

IV. Método de entrega

incontinência modo entrega	Eu+	EU-	significado
BVA	9	33	NS
Fórceps	1	6	
c/s urgente	2	12	
c /s programado	1	6	

$$X^2=0,567$$

V. Lesões do períneo

Incontinência lesões	Eu+	EU-	significado
não	4	17	
Lágrimas simples	1	1	NS
Lágrimas completas	0	0	
episiotomia	8	39	

$$X^2=1,386$$

VI. Urinário evacuação cateterismo

Cateterismo de incontinência	Eu+	EU-	significado
sim	9	36	NS
não	4	21	

$$X^2=0,169$$

VII. Expressões abdominais

Expressões de incontinência	Eu+	EU-	significado
sim	6	28	NS
não	7	29	

$$X^2=0,038$$

VIII. Recém-nascido peso

Incontinência peso	Eu+	EU-	significado
<3,7 kg	12	45	NS
>3,7 kg	1	12	

$$X^2=1,969$$

DISCUSSÃO

I. Epidemiológico estudar :

Perfil da população estudada :

Metade dos pacientes estavam envelhecido entre 20 e 30, como é o caso da literatura [1]. 70% dos pacientes estavam donas de casa e 40% tinham secundário educação .

II. Estudo de fundo :

1. Repartição por paridade :

O risco de uma lesão perineal rasgar é maior durante o primeiro parto vaginal . Isto é porque o períneo como um todo nunca teve que passar tal distensão significativa antes . Os músculos nunca foram alongados e, portanto, são mais frágeis durante a passagem do feto apresentação . No entanto , a multiparidade é um fator de risco para distúrbios do perineossomo . A taxa de incontinência urinária é estável com paridade . [2] Dos 70 pacientes em nosso estudo , 28 foram primíparas e 42 eram multíparas (36% eram segundas mães e 24% eram terceiro parus ou mais). No entanto , em nosso estudar paridade não teve influência significativa na ocorrência de incontinência urinária pós-parto .

2. Gravidez :

a. Ganho de peso durante gravidez :

Ganho de peso normal durante gravidez é cerca de 9 a 10 kg. O ganho excessivo de peso é um fator de risco para o feto macrosomia e laceração mais extensa do períneo . É também um fator de risco indireto para incontinência urinária pós-parto . [2] Em nossa série , metade dos pacientes ganharam mais de 10 kg.

b. Urinário vazamento durante gravidez :

Mais do que metade das mulheres em nossa série (63%) experimentou urinário vazamento durante gravidez , a maioria das quais era induzido por tosse vazamento (48%), um quarto foi vazamento com esforço físico e um quarto foi vazamento sem qualquer esforço. Na literatura , um estudo mostraram um aumento na prevalência de incontinência urinária durante gravidez , com até 32% das parturientes tendo problemas com incontinência urinária no final da gravidez (ref.2). Outros estudos encontraram uma frequência de incontinência urinária durante gravidez entre 30% e 50% (refs . 3 e 4). Alguns estudos até mesmo mostrar que incontinência urinária durante gravidez é o principal fator de risco para a infecção urinária pós-parto incontinência; em um estudo , 51,7% da incontinência urinária pós-parto foi explicada pela incontinência durante gravidez . Em nossa série , incontinência urinária durante gravidez é um fator de risco para a início da incontinência urinária no período pós-parto .

c. Preparação para o parto :

O caso especial da incontinência urinária durante gravidez Reeducação perineal prescrito durante gravidez como parte do parto preparação melhorou incontinência urinária durante gravidez e reduziu a frequência de incontinência urinária 3 meses após o parto, mas não pareceu ter qualquer efeito a longo prazo benefício . Das 70 mulheres , apenas 12 foram informadas e preparadas para o parto (17%). Em nossa resultados , nós encontrado que preparação para o parto não teve influência no aparecimento de incontinência urinária pós-parto .

III.   Estudo do parto :

1. Modo e termo de entrega :

O risco de incontinência urinária foi correlacionado com a noção de trauma perineal durante gravidez e parto vaginal. A incontinência urinária pós-parto afeta principalmente as mulheres que tiveram partos vaginais , embora o problema também afeta mulheres que tiveram cesáreas . A maioria dos nascimentos ocorrer após 37 semanas de amenorreia Dos pacientes pesquisados , 21 tinham dado parto por cesárea , 14 por cesárea de emergência e 7 por cesárea programada cesárea . Dos 49 partos vaginais , 7 necessitaram do uso de fórceps. Em nossa série , modo de entrega não é considerado um fator de risco para incontinência urinária pós - parto .

2. Evacuando urinário cateter :

Isso é aconselhável realizar uma evacuação bexiga cateterismo antes de empurrar. Empurrar com a bexiga cheia pode causar danos à bexiga . Em nosso estudar nós observado que em mais de metade das entregas (64%) evacuando bexiga cateterismo era realizado . Nós encontrado que a prática de evacuação bexiga cateterismo não tinha relacionamento com o início da incontinência urinária pós-parto .

3. Expressão abdominal durante parto :

Durante parto , para ajudar na saída do bebê, muito forte pressão pode ser exercida sobre o abdômen. Essa pressão pode ter efeitos graves consequências para o períneo , que é também sujeito a hiperpressão e pode danificar os músculos. Em janeiro de 2007, a Autoridade Nacional Francesa para a Saúde publicou o seguinte recomendações : " Não há medicamentos indicações validadas para expressão abdominal". Em metade dos partos em nossa estudo , expressão abdominal foi realizado em 49% dos casos, mas os resultados obtidos mostram que lá não há link entre expressão abdominal e incontinência urinária pós-parto .

4. Lesões do períneo :

30% dos pacientes não apresentaram danos ao períneo , 3% apresentaram uma ruptura simples , nenhum paciente apresentou ruptura completa rasgo e 67% tiveram uma episiotomia . Recurso à episiotomia não tem importância na prevenção da incontinência urinária pós-parto .

5. Recém-nascido peso :

Os riscos do feto macrossomia deve ser identificado . Fetal macrossomia aumenta o risco de danos neurológicos ao períneo . Os riscos de danos perineais as lesões são aumentadas quando o craniano perímetro é maior que 35,5 cm, o diâmetro Biparietal maior que 99mm , nascimento peso maior que 3700g (Ref . 5, 6). Em nosso estudar nós encontrado que 81% dos recém-nascidos teve um parto peso de menos de 3,7 kg. De acordo com a tabela resumo , o excesso peso do recém-nascido não influenciou no aparecimento de incontinência urinária pós-parto .

6. Conceito de períneo reabilitação :

À pergunta: você pode explicar o que reeducação perineal é e o que isso é benefícios são? 4% dos pacientes conseguem explicar em poucas palavras quais são os benefícios da reeducação perineal , 7% dos pacientes já ouvi falar , mas não tenho certeza ideia dos benefícios . 89% das pacientes não sabem nada sobre

a reeducação perineal . Durante a maternidade descarga visite , em particular ,
parece essencial informar pacientes de maternidade sobre a espontaneidade
evolução do períneo deficiências e para garantir que eles estão cientes de
qualquer dano perineal . A necessidade de comparecimento à consulta pós-natal
deve também ser estressado . É durante a consulta sobre o 40° aniversário dia que a
indicação para reabilitação tratamento vai ser considerado . A prescrição para
sessões de reabilitação pós-parto é com base nos sintomas descrito pelo paciente
ou detectado durante a clínica exame realizado durante a consulta pós-parto pela
parteira ou o ginecologista-obstetra (6 a 8 semanas após o nascimento). O único
meio de informação era a Internet.

IV. Incontinência no período pós-parto (um mês depois dando aniversário):

Segundo o autor , a incontinência urinária pós-parto ocorre em 15 a 50% dos
casos, dos quais 30% irão curar espontaneamente em 12 a 18 meses e 10% irão
permanecer incapacitante . [3] A incontinência urinária é definida como a perda
de urina sem ser capaz de pará -lo . conter- se voluntariamente . Durante gravidez
, a maioria baixo urinário os sintomas são o resultado de mudanças fisiológicas .
Estes sintomas poderia desaparecer ou persistir seguindo alterações no trabalho
de parto e/ou parto . Entre os 19% dos pacientes que tinha problemas de
incontinência no período pós-parto 69% eram afetados por incontinência urinária
devido à tosse , 16% por vazamento urinário . vazamentos com esforço físico e
15% com urinário vazamentos sem físico esforço .

➤ **Planeje passar por perineal reabilitação :**

Dos 19% dos pacientes que responderam ao segundo questionário, 54% queriam se submeter sessões de reeducação perineal , enquanto 46% não encontraram isto necessário . Na literatura não há estudos realizado na Tunísia sobre o cumprimento de a prescrição para reeducação perineal .

V. Avaliação de conhecimento de parteiras um sobre incontinência urinária :

Nós começou nosso pesquisa com parteiras perguntando sobre a definição de urina incontinência: nós encontrado que nível de conhecimento das parteiras era satisfatório em 79% dos casos. Isso implica que as parteiras são capazes de fornecer informado educação sobre isso assunto . Nossa série mostra que 46% das parteiras estão cientes dos diferentes tipos de incontinência urinária e que a maioria (73%) é capaz de rastrear essa condição. 11% das parteiras confirmar que a triagem é realizada por meio de questionamentos e exames clínicos exame [4]. 42% das parteiras disse que mulheres deve ser rastreado sistematicamente para incontinência urinária . O rastreio sistemático para incontinência urinária é uma das cinco propostas para uma melhor gestão da incontinência urinária pós-parto [4].

Apenas 9% sabem que a maioria o momento ideal para rastrear a incontinência urinária pós-parto é a partir das 8 semanas pós-parto (Ref. 8). A consulta pós-parto realiza -se durante o segundo mês . Inclui um exame ginecológico exame para verificar se o sistema reprodutivo voltou ao normal.

- procurar incontinência urinária de esforço e anal e avaliar a qualidade do elevador músculos

As parteiras têm ideias mais ou menos importantes sobre medidas para prevenir urinário incontinência:

- 55% usado bexiga evacuação durante parto .

-12% acreditam que parto a preparação pode prevenir incontinência urinária . [4]

-6% dizem que tratando incontinência urinária durante gravidez é muito importante na prevenção incontinência urinária .

Apenas 30% das parteiras confirmar que eles sabem como tratar incontinência urinária . Em relação ao tratamento da incontinência urinária pós-parto , 60% das parteiras confirmar que reeducação perineal é um tratamento para esse tipo de patologia . [5]

VI. Avaliação do conhecimento das parteiras sobre a saúde perineal reabilitação

76% das parteiras não estão qualificadas para realizar a reeducação perineal na prática nível 59% das parteiras aconselhado reeducação perineal , especialmente para mulheres com risco fatores (70%). As parteiras não estão satisfeitas com sua formação em ginecologia urologia . Isso é por que eles dizer que reeducação deve ser incluído na formação de parteiras e que parteiras precisar formação contínua em mulheres ginecológico urologia , especialmente na incontinência urinária pós-parto e na reeducação perineal .

VIII. Estudar análise :

1. Os pontos positivos

O estudo realizado para esta dissertação tem a vantagem de cobrir muitos pontos relacionados ao períneo reabilitação e de ter preciso respostas para cada pergunta. Isso foi possível indo até cada paciente para o primeiro questionário, a fim de poder explicar as questões mais técnicas . A amostra é variado .

2. Negativo pontos :

O estudo realizado para isso tese inevitavelmente inclui uma série de vieses . O primeiro é o número de pacientes entrevistados ; para uma avaliação mais precisa estatísticas , uma maior número de pacientes teria que ser estudado , que era impossível no tempo disponível para isso tese . Em segundo lugar , o número de parteiras era pequeno comparado com a amostra de setenta mulheres questionado . A diferença poderia parecer significativo , mas é explicado pelo Houve também um pequeno atraso na coleta do questionário que significou que as respostas coletivas das parteiras eram menos objetivo e confiável. Por fim , o ponto negativo desta estudar é o curto espaço de tempo entre os dois questionários para ver o longo prazo evolução da incontinência urinária dos pacientes e a contribuição da reabilitação . Seria ser útil repetir o mesmo questionário posteriormente com o mesmo mulheres, a fim de detectar o aparecimento de qualquer complicações tardias .

CONCLUSÃO

Continência urinária é o resultado de um equilíbrio entre intra- uretral e pressão

urinária . bexiga e uretra . A Sociedade Internacional de Continência (ICS)

define incontinência urinária como uma condição involuntária e perturbadora

perda de urina. O provisão do chão pélvico chão explica que o conseqüência de

um ou muscular trauma . Nós começou olhando para o início da incontinência

urinária pós-parto, perineal reabilitação e as oportunidades para as mulheres

conversarem entre si outro durante gravidez e o período pós-natal . Nós então

elaborou e realizou 70 questionários com 70 mulheres Quem tive dado parto na

unidade de cuidados pós-natais do Hospital AZIZA OTHMENA entre 10 de

fevereiro de 2014 e 10 de março de 2014, e um segundo questionário com 30

parteiras para avaliar deles conhecimento sobre incontinência urinária e perineal

reabilitação . Analisamos os resultados da nossa pesquisas para destacar :

- o frequência de ocorrência de incontinência urinária pós-parto , que é

cerca de 19% do estudo população .

- risco fatores para incontinência urinária pós-parto ; o único fator

significativamente influenciando o aparecimento da incontinência urinária pós-

parto em nossa estudar foi "a ocorrência de incontinência urinária durante

gravidez ".

- o nível de conhecimento das parteiras sobre incontinência urinária pós-parto

(79%) e perineal reabilitação (24%).

Poucas parteiras sistematicamente perguntar seus pacientes sobre reeducação perineal e distúrbios perineoesfincterianos durante gravidez e no imediato pós-parto . Por constrangimento ou modéstia , pacientes e profissionais não discutem esses assuntos suficiente . Comunicação e diálogo parecem difícil .

Além disso, alguns parteiras desejando praticar pélvico reeducação perineal às vezes sentir mal equipado . Embora a formação inicial, distribuída por 3 anos de estudo , forneça teórico conhecimento da reeducação perineal , é difícil de adquirir prático habilidades , já que não há estágios disponíveis em hospitais. O principal problema é a falta de informação disponível para os pacientes. Este é um problema podemos remediar . O nível de informação sobre a reeducação perineal é faltando . Parece importante que todos os jovens mães deve ser conscientizado sobre o conceito de reeducação perineal pelos profissionais Quem reserve o tempo necessário e encontre o momento certo para fornecer informações claras e relevantes sobre o assunto . As parteiras são profissionais de cuidados primários e agora são responsável pela saúde reprodutiva da mulher . Conhecimento do períneo e sua fisiologia deve ser avaliado em cada consulta, com ou sem pélvico-perineal sessões educacionais .

BIBLIOGRAFIA

1) LECUIVRE S. (2010), TRANSTORNOS PERÍNEO-ESFÍNCTER E REABILITAÇÃO PERINEAL Apoio durante a gravidez e pós-parto, obstetrícia, UNIVERSIDADE HENRI POINCARE, Escola de Obstetrícia NANCY METZ, 80 páginas.

2) Vivenot, C. (2010) reabilitação perineal pós-parto: cumprimento da memória de prescrição: obstetrícia Universidade Henri Ponicaré , Escola de Obstetrícia Nancy I Alberto Frunhinsholz.47 páginas.

3) Guillaume.S , Fabre.Ch, Crètinon.S , Krbat.V , Tayrac.S , Latour.E , Leurkowich.C , Nicot.S , Battut.A , Biladen.D , Chantemps.C , Frignet.S , Girand. V , Sachet.A , Mazolf.A , Bouvier.M Guillarme.L , Girand.V , Gaufrier.M (2014) Guia para a prática de parteiras em reabilitação pélvica perineal, Colégio Nacional de Parteiras (CNSF), "na França" 42 páginas.

4) Aubin.I (2006) Urinária pós-parto incontinência: levantando a questão na consulta seguinte parto . 44 páginas.

5) Faculdade nacional de ginecologistas obstetras 2010 – 2011 página 21 http://umvf.univ-nantes.fr/gynecologie-et- obstetrícia / ensino /item22/site/html/cours.pdf.

6) Lapitan M. Pélvico fortalecimento dos músculos do assoalho pélvico para prevenção e tratamento de doenças urinárias e fecais incontinência em mulheres antes e depois parto : Comentário BSG (última atualização : 1 de abril de 2009).

Saúde Reprodutiva da OMS Biblioteca; Genebra: Saúde Mundial Organização .

7) M. ROTZETTER-OTERO (2006). SAÚDE DAS MULHERES 18 ANOS APÓS RASGO DO ESFÍNCTER ANAL NO PARTO: INCONTINÊNCIA FECAL, INCONTINÊNCIA URINÁRIA E SEXUALIDADE. PDF : Departamento de Ginecologia-Obstetrícia . Tese apresentado à Faculdade de Medicina da Universidade de Genebra.42páginas

8) Humburg.J (2011) Incontinência urinária em mulheres : o que fazer em família médico cirurgia página 835 páginas

9) Jaquetin.B , Fauconnier.A , Fritel.X , Mellier.G , Robain.G , Haab.G , Gosson.M , (2009), Extrato de atualização em ginecologia e obstetrícia: Recomendação para a prática clínica: Diagnóstico e manejo de problemas urinários incontinência em mulheres adultas, Colégio Nacional de Ginecologistas e Obstetras Franceses (CNGOF) em 17 de dezembro de 2009 em Paris. Da página 621 a 632.

10. Neyroud , parteira , o 25 Marchar 2014 http://www.jcomjeune.com/article-job/ parteira

12) Mason L, Glenn S, Walton I, Appleton C. A prevalência de incontinência de esforço durante gravidez e seguimento parto . Obstetrícia 1999; 15:120-128.

13) Viktrup L, Lose G, Rolff M, Barfoed K. O sintoma de incontinência de esforço causada pela gravidez ou parto em primíparas , Obstet Ginecol , 1992

14) Viktrup L, Lose G, Rolff M, Barfoed K, O sintoma de incontinência de esforço causada pela gravidez ou parto em primíparas , Obstet Ginecol , 1992

15) Mørkved S, Bø K, Schei B, Salvesen KA, Pelvic Treinamento dos músculos do assoalho durante Gravidez para Prevenção da Incontinência Urinária: Uma Simples-cego Randomizado Teste de controle, Obstet Ginecol , 2003

16) De Leeuw , Vierhout , Struijk , Hop, Wallenburg , Danos no esfíncter anal após parto vaginal : funcional resultado e risco fatores para incontinência fecal , Acta Obstetricia and Gynecologica , Scandinavica , 2001

17) Handa , Danielsen , Gilbert, Lacerações obstétricas do esfíncter anal , Obstet Ginecol , 2001

18) JOUFFROY Bénédicte. Indicação de reabilitação perineal pós-natal, 10 de maio de 2006, Estrasburgo, pp 75-88.

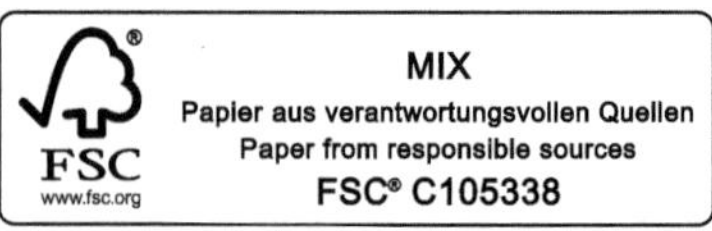

Printed by Books on Demand GmbH, Norderstedt / Germany